BIBLIOTHÈQUE

MÉDICO-HYGIÉNIQUE

Par M. LE CROM,

OFFICIER DE SANTÉ, CHIRURGIEN DE MARINE.

TROISIÈME PARTIE.

DES TUBERCULES EN GÉNÉRAL.

REMÈDE SPÉCIFIQUE, PHARMACIE DOMESTIQUE,
PHARMACIE INDIVIDUELLE.

CHEZ L'AUTEUR, A NAPOLÉONVILLE.

1853.

TROISIÈME PARTIE.

DES TUBERCULES EN GÉNÉRAL.

On donne aujourd'hui le nom de tubercules à des tumeurs de grosseur variable, depuis celle d'un grain de millet jusqu'à celle d'un œuf de dinde, de forme variable, quelquefois enveloppées d'un kyste et souvent non enkystées, uniques ou multiples, isolées ou réunies, confondues en masse, formées par une matière opaque, d'un jaune pâle, très-friable, d'une densité analogue à celle des fromages les plus fermes, sans trace d'organisation ou de texture, composées de matière animale, muriate de soude, phosphate et carbonate de chaux, matière que l'on trouve dans le sérum du sang.

Siége. — La matière tuberculeuse a été trouvée dans presque tous les organes. Les poumons en sont le siége le plus fréquent; viennent ensuite les ganglions lymphatiques et les os, que nous allons décrire : 1° Les tubercules des poumons, sous le nom de phthisie pulmonaire; 2° les tubercules des ganglions lymphatiques et des os, sous le nom de scrofule. Ceux qui siégent dans le cerveau, les méninges, le foie, les reins et les autres organes, seraient mal placés dans notre résumé; ils n'ont pas de symptômes propres à les faire connaître; ils demandent l'application théorique et pratique, et toute la sagacité du médecin, pour en supposer l'existence, qui n'est d'aucune utilité pour les malades, et ne sert au médecin que pour établir le pronostic ou le jugement qu'il porte à l'avance sur les suites de la maladie; ils sont aussi sans traitement spécial.

Causes. — La première et la plus puissante, sans aucun doute, bien qu'elle n'engendre qu'une prédisposition à les contracter, c'est l'hérédité; viennent ensuite les constitutions faibles et les tempéraments lymphatiques, la respiration prolongée d'un air vicié et non renouvelé, l'alimentation insuffisante ou de mauvaise qualité, la réclusion et le défaut d'exercice, surtout au grand air, la privation des bienfaits du soleil; les excès et les privations de toute nature; en un mot, tout ce qui affaiblit la constitution de l'individu et qui agit sur toute l'économie en général, et principalement sur le sang (premier agent de nutrition et point de départ ordinaire des modifications qui la détériorent comme de celles qui la fortifient), en le rendant plus pâle, plus séreux et propre à vicier la nutrition.

Phases que parcourent les tubercules. — Fournis par le sang, ils commencent nécessairement par être liquides, s'infiltrent ou se disséminent en gouttelettes, enfin s'accumulent en volumes divers, se solidifient, restent plus ou moins longtemps stationnaires dans cet état, se ramollissent, prennent le caractère de pus qui cherche à se frayer une issue au dehors, ou reste emprisonné au sein de l'organe, si cette issue n'est pas possible.

Le tubercule formé s'accroît en repoussant et en atrophiant plus ou moins les tissus, selon son volume, à la manière des corps étrangers.

La marche des affections tuberculeuses est en général fort lente, et leur durée très-longue; on en voit quelques-unes conduire à la mort dans l'espace de six semaines; mais cela est très-rare, et le plus ordinairement elles durent plusieurs mois et souvent plusieurs années : cinq, dix, quinze, vingt, trente, quarante ans et plus; elles ne sont nullement contagieuses.

Le traitement des tubercules découle naturellement de la connaissance de leur nature. Ainsi, soustraire les malades à l'action des causes sous l'influence desquelles la maladie s'est développée et les placer dans des conditions toutes contraires; refaire la composition du sang; recomposer en quelque sorte une nutrition nouvelle, et enfin combattre les désordres locaux qu'ils produisent, telles sont les indications dont nous allons faire connaître les principaux moyens à l'article phthisie.

Des tubercules, des ganglions lymphatiques et des os. — Synonymie, scrofules, humeurs froides, écrouelles et carreau.

Nous définirons cette maladie, un état général constitutionnel, caractérisé par des lésions diverses survenant du côté des ganglions lymphatiques, des os et des parties environnantes, par la présence de la matière tuberculeuse ou la tuberculisation de ces organes.

Etiologies. — Les causes des tubercules en général, sont le virus syphilitique et le traitement mercuriel; l'allaitement par une nourrice scrofuleuse et surtout phthisique, dont le lait serait trop séreux et trop peu nourrissant. (Voir les qualités et le choix d'une bonne nourrice.)

Les aliments indigestes, comme les pâtisseries et les friandises, qui ont pour effet de troubler les fonctions de l'estomac ou d'occasionner des diarrhées qui affaiblissent toujours les enfants, et deviennent ainsi une cause efficace de tuberculisation. Les scrofules commencent le plus souvent à se manifester à l'époque de la première ou de la seconde dentition; la fréquence de la maladie irait ensuite en augmentant, à mesure que l'on approche de la puberté. Chez la plupart des adultes atteints de scrofules, la maladie date de l'enfance; elle est rare chez les vieillards. A toutes les époques de la vie, la maladie est plus commune chez la femme que chez l'homme.

Symptômes. — Très-variables d'après leur siége; on les divise en locaux et en généraux. Les premiers sont pour les ganglions lymphatiques sous-cutanés; d'abord, de petites tumeurs dures, bosselées, indolentes ou peu douloureuses, mobiles dans le premier temps, fixes plus tard, sans changement de couleur à la peau, du moins dans le principe, s'accroissent lentement, se réunissent, forment des masses quelquefois énormes, et restent dans un état stationnaire pendant des mois et même des années. Quelques-unes se résolvent; mais la plupart s'enflamment, suppurent ou se ramollissent sans inflammation, et produisent une fluctuation évidente; la peau s'amincit, devient bleuâtre, se décolle, s'ulcère et laisse découler un pus séreux, mêlé à des grumeaux de matières tuberculeuses ou caséeuses; la plaie qui en résulte est toujours irrégulière, les bords en sont durs, décollés, élevés, d'un rouge livide, et sa cicatrisation ne s'obtient que très-lentement et avec une difficulté extrême; cette cicatrice est irrégulière, indélébile et offre des saillies et des enfoncements. Ces tumeurs et ces cicatrices siégent le plus ordinairement au cou et autour, et au-dessous de la mâchoire inférieure; mais on peut les rencontrer aux aisselles et aux aines.

Les tubercules du mésentère, qui constituent le carreau, n'ont d'autres symptômes que le développement et la tuméfaction du ventre, sensibles à la vue et au toucher, et pouvant être confondus avec d'autres altérations. Quand les tubercules ont pour siége le système osseux, ils se reconnaissent à la tuméfaction et au gonflement, lents, indolores ou peu douloureux, d'une ou de plusieurs articulations des membres ou des vertèbres; aux abcès froids, à la carie, à la nécrose (suppuration et mortification) d'un ou de plusieurs os.

Les symptômes généraux de ces altérations ne s'observent qu'à un degré avancé de la maladie et sont les mêmes que ceux observés dans la phthisie, dont ils sont presque toujours accompagnés; et le traitement étant le même, nous y renvoyons le lecteur, pour éviter la répétition.

La maladie scrofuleuse n'est nullement contagieuse, comme on l'a cru dans un temps, comme le croient encore aujourd'hui tous ceux qui n'ont pas la connaissance de sa nature; il n'existe ni miasmes, ni virus, conditions hors lesquelles il n'y a pas de contagion possible. L'expérience de tous les jours et les essais d'inoculation, ont prouvé que la maladie n'avait dans aucun cas un caractère contagieux. La guérison en est possible, même spontanément, surtout à l'âge de la puberté.

Des tubercules des poumons ou de la phthisie pulmonaire.

On ne doit comprendre sous la dénomination de phthisie pulmonaire, que la présence des tubercules développés dans le tissu des poumons, pouvant déterminer la désorganisation de cet organe et la consomption de l'individu.

Etiologie. — La phthisie reconnaît pour causes toutes celles que nous avons déjà énumérées pour les scrofules et les tubercules en général. Aucun âge n'est à l'abri ; elle est rare avant la première dentition, assez commune à toutes les périodes de l'enfance, un peu stationnaire vers la puberté, et meurtrière de vingt à trente-cinq ans ; de là elle diminue de fréquence. Elle n'épargne ni tempérament, ni constitution, ni pays, ni climat du globe (seulement sa fréquence n'est pas la même en tous lieux), sous l'influence assez prolongée d'une ou plusieurs de ces causes ; les exemples ne sont pas rares, même chez les hommes les plus robustes des meilleurs climats.

Il est prouvé que la phthisie n'est pas en rapport avec l'abaissement de la température ; le froid ne la produit pas. En Suède, où le climat est très-froid, la phthisie ne compte dans les décès que pour un treizième ; on la voit à Berlin, à Londres et à Paris, former à elle seule environ le cinquième de la mortalité. Les climats chauds, qu'on signale comme exemptant de la phthisie, en présentent au contraire beaucoup. Ainsi en Provence, à Marseille, à Gênes, à Naples, à Madrid et à Lisbonne, la maladie est aussi fréquente qu'à Paris.

Parmi les causes de la phthisie chez l'adulte, nous devons signaler la déclamation, le chant, les cris, le jeu des instruments à vent, les travaux excessifs, les passions tristes, l'allaitement chez une femme faible, la respiration de certains gaz qui excitent la toux, de certaines poussières qui produisent les mêmes effets, les veilles prolongées (rien n'est plus nuisible à l'homme que de faire du jour la nuit et de la nuit le jour), les grandes réunions du soir, surtout dans les salles de spectacles ou dans celles qui servent à la danse, où l'air est altéré par les combustions d'un grand nombre de quinquets, par l'odeur forte qu'exhalent beaucoup de personnes et par tous les gaz qui peuvent se développer et s'échapper du corps, qui passent de bouche en bouche et sont alternativement respirés par la foule des spectateurs ; aussi voit-on tous les jours, dans ces lieux, des syncopes et des défaillances, et la cause (ignorée pour la plupart) d'une foule de maladies. Nous ne devons pas oublier que les excès des liqueurs alcooliques et des plaisirs vénériens, sont souvent les seules causes de la phthisie chez les personnes qui en abusent.

La phthisie se communique-t-elle par voie de contagion ? Non. Nos grandes villes, déjà ravagées par elle, ne seraient que de vastes tombes où viendraient s'engloutir les populations, si elle possédait cette funeste propriété.

L'opinion de ceux qui prétendent que la phthisie est incurable, serait-elle fondée ? Non, fort heureusement ; des faits assez nombreux ont aujourd'hui mis hors de doute que la phthisie était susceptible de guérison ; elle peut s'effectuer lorsque les tubercules existent encore à l'état cru, ou bien après leur ramollissement et leur évacuation. Dans le premier cas, ils sont séquestrés ou enkystés, ou bien ils subissent la transformation crétacée ou calcaire ; dans le second, le produit morbide est évacué, et la caverne qui reste s'oblitère par une véritable cicatrice. On trouve des traces de cette terminaison très-fréquemment chez les adultes et les vieillards ; d'après M. Boudet, chez les 9/11 ;

d'après Guillot, les 4/5 au moins, chez les vieillards; enfin, sur cent soixante femmes dont M. Beau a fait l'autopsie à la Salpêtrière, cent cinquante-sept offraient des traces et des cicatrices incontestables d'une affection phthisique ancienne.

J'ai sous les yeux, sur le vaste océan, où je me trouve en ce moment à tracer ces lignes, l'exemple d'un homme qui a été subitement débarrassé, par les vomissements produits par le mal de mer, de tous les symptômes caractéristiques d'une phthisie confirmée dont il était atteint.

Symptômes. — 1° La toux ne diffère de celle d'un rhume ordinaire et de celle d'un catarrhe, que par son opiniâtreté et son retour périodique, vers le soir ou à toute autre époque, sans cause appréciable.

2° L'expectoration.—Elle diffère seulement par le mélange des grumeaux tuberculeux qui peuvent se trouver dans les crachats.

3° L'oppression et la dyspnée ont peu de valeur; leur caractère principal, le seul qui mérite quelque attention, consiste dans leur retour à peu près périodique, surtout vers le soir.

4° La douleur. — La douleur est ordinairement peu intense; elle peut siéger dans différents points de la poitrine, particulièrement entre les deux épaules; mais elle n'existe pas toujours.

5° Hémoptysie ou crachement de sang. — Elle est assez rare, surtout chez les hommes.

6° La sueur. — La sueur mérite une attention particulière; elle a pour caractères spéciaux d'être grasse, visqueuse, souvent partielle, et ne se montre ordinairement que pendant le sommeil du malade et cesse aussitôt son réveil.

7° Diarrhée. — La diarrhée est d'abord interrompue de temps en temps par la constipation, ensuite continue, surtout si la maladie menace d'une terminaison fatale; elle est quelquefois accompagnée d'un peu de colique.

8° Enfin, l'amaigrissement général, l'accélération du pouls, la chaleur et la sécheresse de la peau hors le temps des sueurs, la soif, etc., sont des phénomènes que l'on observe dans toutes les maladies chroniques des organes importants, avec le même retour vers le soir et les mêmes redoublements.

On observe, en outre, la matité des parois pectorales et l'absence du murmure respiratoire; la respiration caverneuse, le gargouillement, la pectoriloquie, la sonorité des parois thoraciques et le tintement métallique sont, à des valeurs diverses, les signes pathonomoniques des excavations tuberculeuses.

Traitement des scrofules. — Les parents scrofuleux qui veulent préserver leurs enfants de cette maladie, doivent les confier à des nourrices jeunes, fortes, qui se nourrissent bien et habitent des lieux élevés, secs et bien aérés, ou les faire allaiter par des chèvres. Lorsqu'ils commencent à manger, il faut éviter de leur donner du laitage et des farineux; se donner bien garde, par conséquent, de les nourrir avec l'indigeste bouillie; leur régime doit se composer de soupes grasses, d'œufs frais et de jus de volaille; à un an ou deux, il faut ajouter à ce régime l'usage d'un peu de vin de Bordeaux mélangé d'eau, et du chocolat à l'eau; les coucher sur des matelas plutôt durs que mous, dans des lits sans rideaux et jamais avec leurs nourrices; pratiquer sur tout le corps des frictions sèches, aromatiques ou spiritueuses; les couvrir de flanelle de la tête aux pieds, les promener fréquemment au grand air, et surtout les exposer sans cesse à l'action des rayons solaires. Lorsqu'ils peuvent manger de la viande, il convient de compléter leur alimentation avec des viandes de bœuf, de mouton et de veau, rôties ou grillées, et même d'y joindre l'emploi modéré du gibier; enfin, les élever au sein d'une atmosphère sèche et chaude, développer de bonne heure, par des exercices gymnastiques, leur système musculaire; les préserver du froid humide, non pas en les entourant de ces précautions exagérées qui les livrent plus tard sans défense à l'action des causes les plus légères; mais, au contraire, en développant leur puissance de réaction par une lutte constante contre les influences extérieures, lutte proportionnée d'ailleurs à leur force et à leur énergie vitale; les doter d'un sang riche et fibrineux au moyen d'un régime animal et fortifiant.

Ce régime est encore le seul qui convienne quand la maladie a éclaté; les scrofules se guérissent avec une telle lenteur, que l'on peut toujours révoquer en doute l'action des médicaments et rapporter la guérison au temps et au régime; cependant personne ne nie l'efficacité des médicaments que nous allons citer; il faut donc qu'elle soit bien évidente.

Ainsi donc, en soumettant un scrofuleux au régime et aux soins hygiéniques que nous avons indiqués, il faut lui conseiller l'usage habituel d'une tisane amère, tonique, dépurative, telles que les infusions de houblon, de centaurée, de fumeterre; des décoctions de gentiane, de patience, de quinquina; des vins ou des sirops de gentiane, de fumeterre, de quinquina; des préparations ferrugineuses, ainsi que l'usage des bains d'eau de mer ou d'eau salée.

On peut aussi frictionner les tumeurs scrofuleuses avec une pommade composée de quatre grammes d'iodure de potassium, cinquante centigrammes d'iode pur incorporés dans trente grammes d'axonge; dans certains cas, on peut les extirper, mais la chose que l'on doit éviter avec le plus grand soin, c'est leur ramollissement.

On se contente ordinairement de couvrir les ulcères scrofuleux de charpies sèches ou enduites de cérat, ou bien d'onguent de la mère ou de tout autre onguent suppuratif. La guérison est toujours lente.

Traitement de la phthisie pulmonaire.

Oui, malgré l'opinion contraire du public, il n'est pas moins vrai que la phthisie pulmonaire est et sera susceptible de guérison chez un grand nombre de malades. Comme le prouvent les observations cadavériques, il n'est pas rare de voir des individus vivre vingt, trente, quarante et cinquante ans, après avoir éprouvé une ou plusieurs attaques réelles de cette maladie. Les congés de réforme délivrés à nos soldats pour cette cause, et les médecins praticiens nous l'affirment en nous renouvelant tous les jours les exemples.

C'est une erreur grossière de croire qu'il n'y ait de poitrinaires que les personnes qui passent comme telles aux yeux du public; que ces dernières soient toutes indubitablement atteintes de cette maladie; que celles qui en sont réellement atteintes soient vouées à une mort certaine et inévitable. Bien des personnes passent pour être poitrinaires, et ne le sont pas; bien d'autres le sont, et l'on ne s'en douterait quelquefois pas; et un grand nombre peuvent être guéris par un traitement rationnel, toutes les fois que les malades peuvent se soustraire aux influences des causes que nous avons énumérées et avant que la maladie ne soit trop avancée. La nature de cette maladie est comme celle des tubercules de tout autre siége; elle exige le grand air, un exercice corporel journalier et tous les fortifiants connus; par conséquent, le séjour au lit, surtout les lits trop mous, trop chauds, le coin du feu et tout ce qui tend à affaiblir la constitution de l'individu, ainsi que la médication débilitante que l'on emploie pour combattre les irritations qui l'accompagnent, comme les sirops, les tisanes émollientes, le laitage et toutes les douceurs du pâtissier-confiseur et du pharmacien sont toujours sans effet sur elle, et très-souvent ils aggravent la marche et l'intensité de la maladie.

Trois indications principales sont à remplir dans le traitement de la phthisie pulmonaire : la première consiste dans la nécessité absolue de soustraire les malades aux influences fatales auxquelles ils doivent leur maladie, seul moyen d'éviter le développement de cette affection; la seconde consiste à placer les malades dans des conditions toutes contraires, à changer l'état du sang, à diminuer, à interrompre et arrêter les progrès de la maladie; la troisième indication consiste seulement à combattre les complications et les symptômes fatigants ou dangereux qui peuvent la compliquer.

Ainsi, on remplira la première indication, en éloignant les malades de l'influence de toutes les causes que nous avons énumérées en traitant les tubercules en général, les scrofules et la phthisie.

La seconde indication sera remplie aussitôt que les malades feront usage d'un régime tonique et fortifiant; que l'atmosphère dans laquelle ils sont obligés de vivre, sera saine, chaude et sèche; que l'exercice au grand air et l'insolation seront pour eux, autant que possible, journaliers (le meilleur verre d'absynthe que l'homme puisse prendre, est la promenade ou l'exercice au grand air, sur le haut d'une montagne ou sur le bord de l'eau, où l'air est pur), et qu'ils seront préservés du froid humide. La nourriture des personnes atteintes ou menacées de cette maladie doit se composer de bouillon gras, de viandes rôties ou grillées, d'œufs frais, de fruits cuits et de chocolat à l'eau (on aura soin de proscrire le laitage, les fécules et les crudités, le thé, le café et les liqueurs spiritueuses), dont l'usage devra être secondé par tous les moyens que nous avons indiqués contre les scrofules.

La Troisième indication consiste à calmer l'irritation pulmonaire que la présence des tubercules excite sans cesse, l'inflammation des bronches et la toux qui en est l'effet. Dans ce but, on prescrit les infusions pectorales de fleurs de mauve, de violette, de bouillon blanc, de coquelicot, de tussilage, seules ou réunies; les décoctions de dattes, de jujubes; les sirops de gomme, de guimauve et d'orgeat; les émulsions, les baumes, les narcotiques, sous forme de sirops, de tisanes ou de potions. On seconde puissamment les effets de ces moyens par les révulsifs cutanés placés sur les différents points de la poitrine, comme les emplâtres de poix de Bourgogne saupoudrés d'émétique, les vésicatoires, les cautères, les moxas et les sétons sur la poitrine ou aux bras; enfin, on a essayé avec divers succès, et toujours dans le but de calmer l'irritation locale : 1° la digitale et ses préparations, l'eau distillée de laurier-cerise, l'acide hydrocyanique, le soufre en pastilles, le lait d'ânesse et de chèvre; 2° on emploie contre la diarrhée les acides, les astringents et les lavements laudanisés; 3° contre les crachements de sang, les boissons froides, acidulées et nitrées; les décoctions de cachou, de ratanhia, de simarouba; les saignées générales et locales, l'application de la glace sur la poitrine, les ferrugineux et les sinapismes; 4° contre les sueurs nocturnes, l'acétate de plomb, le sulfate de quinine et l'agaric blanc. Nous n'avons pas besoin d'ajouter que les malades doivent coucher seuls, que leurs draps soient, sinon changés tous les jours, du moins desséchés et bien aérés, et la chemise changée autant de fois qu'elle sera mouillée.

Ces médications soulagent; on ne doit donc pas négliger d'y recourir; mais, dirigées seulement contre les symptômes et n'ayant prise que sur eux, elles pallient le mal sans pouvoir le guérir.

REMÈDE SPÉCIFIQUE OU TRAITEMENT SPÉCIAL.

Il consiste : 1° dans un éméto-cathartique, composé de deux grains d'émétique et d'une once de sulfate de soude, que l'on fait dissoudre dans une chopine et demie d'eau tiède, prise en trois fois et à une demi-heure d'intervalle; 2° dans un sudorifique fait avec une infusion de cinq grammes de fleurs de sureau, de tilleul, ou même de thé vert, pour une bouteille d'eau bouillante, administré par verre, à cinq ou dix minutes d'intervalle et une demi-heure après le dernier verre de l'éméto-cathartique (le malade doit alors rester au lit); 3° dans une boisson délayante, faite avec une décoction de douze grammes de chiendent, ou d'orge, pour un litre d'eau, sucrée au goût du malade et nitrée avec deux grammes d'azotate de potasse (salpêtre, sel de nitre), suivie au besoin de l'administration convenable d'un ou de plusieurs des médicaments de la pharmacie domestique, dont nous aurons soin d'indiquer les cas dans lesquels on devra y avoir recours. Le sudorifique et la boisson délayante peuvent être remplacés par d'autres analogues; la boisson sera prise suivant la soif du malade : de un à deux litres dans les vingt-quatre heures. Le malade observera en même temps la diète, au moins pendant vingt-quatre heures, le repos au lit, se livrera au sommeil, s'il se présente, et ne reprendra son régime ordinaire que par degré et jusqu'à parfaite guérison, pour atteindre le but désiré.

Les circonstances dans lesquelles ce remède doit être administré, sont : 1° pendant et contre les prodromes de toutes les maladies aiguës (état intermédiaire de la santé qui est légèrement dérangée et la maladie qui n'existe pas encore), dès leur début et avant leur complète invasion ; 2° dans toutes les maladies latentes, aiguës ou chroniques, ou celles dans lesquelles les symptômes sont tellement obscurs, qu'ils échappent aux observations les plus attentives; 3° toutes les fois qu'il s'agit de réveiller les fonctions organiques engourdies; 4° faire avorter une maladie à son début, disposer la nature et lui donner plus de facilité et de force pour supporter plus avantageusement la diète la plus sévère, les traitements les plus énergiques, et triompher des maladies les plus graves et les plus diverses; 5° enfin, il convient dans tous les états pénibles des individus, qui n'ont ni la santé, ni la maladie.

Les résultats qu'on obtient par l'administration de ce remède, sont : 1° de débarrasser l'estomac des substances nuisibles qu'il peut contenir, pouvant produire des désordres qu'on ne peut prévoir, ni éviter; 2° de chasser les matières plus ou moins altérées et accumulées dans les intestins, dont le séjour déterminerait de graves accidents; 3° de réveiller l'énergie des fonctions digestives, biliaires, cutanées et urinaires, par conséquent augmenter considérablement les sécrétions de la muqueuse de l'estomac, des intestins, de la bile, du suc pancréatique, des sueurs et de l'urine, et par là diminuer la masse des fluides contenus dans l'économie; 4° de produire une révulsion salutaire, dont l'action prompte et grande détourne les lésions des organes les plus importants, particulièrement du cerveau et des poumons, dont elle diminue les congestions.

Il est facile de comprendre que la première indication, dans presque toutes les maladies, consiste à chasser et à débarrasser l'économie de la surabondance des fluides qu'elle peut contenir; des matières altérées et des principes septiques ou délétères, qui ne peuvent être que nuisibles, et souvent causer à eux seuls les désordres.

A quoi devons-nous les maladies inflammatoires aussi fréquentes, les hémorragies, les affections nerveuses, les maladies miasmatiques, virulentes et venimeuses; les hydropisies, les empoisonnements, les paralysies, les gangrènes, les tempéraments, les constitutions, etc., si ce n'est aux différents états (du moins dans le principe) survenus dans les fluides, soit dans leur quantité, soit dans leur qualité, soit dans leur mélange avec un principe septique ou délétère auxquels ils servent de véhicules. D'un autre côté, si nous examinons les médicaments, nous voyons qu'ils portent tout d'abord leur influence sur les fluides contenus dans l'économie (les caustiques et les instruments tranchants exceptés), et ce n'est que par leur intermédiaire qu'ils peuvent modifier les organes solides.

Nous pouvons donc, par là, conclure que la plupart des maladies sont déterminées par des humeurs ou des matières altérées retenues dans l'intérieur du corps, et qu'il suffit d'évacuations convenablement administrées, pour déterminer l'expulsion et rétablir la santé, et par ce moyen éviter souvent les secours de la lancette, parfois très-expéditive, mais dont nous sommes loin de rejeter l'emploi, ainsi que de tous les médicaments auxquels on est journellement obligé d'avoir recours.

PHARMACIE DOMESTIQUE.

Propriété, dose, mode d'administration, et maladies pour lesquelles on devra employer les médicaments que nous allons énumérer.

1° *Ether sulfurique.* — C'est un médicament des plus employés comme antispasmodique; il est le sédatif par excellence du système nerveux. On l'emploie à la dose de vingt à soixante gouttes dans une potion ou julep, et de quatre à vingt gouttes sur un morceau de sucre; dans toutes les affections nerveuses et spasmodiques, les convulsions et les attaques de nerfs; dans toutes les névroses et les névralgies, comme les vomissements et les coliques nerveuses; la catalepsie, l'épilepsie, l'hystérie, le délire nerveux, la coqueluche, l'asthme nerveux, l'asthme convulsif des enfants, l'état de spasme des ouvertures naturelles, pharynx, rectum, vagin, etc.; les palpitations contre l'ivresse, et les migraines; on le fait respirer dans les syncopes (défaillances); à l'extérieur, on l'applique sur le front et la tête; dans les migraines, les syncopes, et sur les parties du corps atteintes de névralgies. On secondera ses effets par une boisson délayante, les bains peu chauds ou même frais, l'exercice poussé jusqu'à la fatigue, les séjours à la campagne et les distractions, et par le sulfate de quinine, toutes les fois qu'il y aura intermittence entre les accès. Pendant ces dernières, il faut contenir les malades pour éviter qu'ils ne se blessent; appliquer des sinapismes sur les extrémités inférieures, des linges imbibés d'eau froide sur la tête, des sangsues derrière les oreilles; dans les cas de congestion, les infusions de tilleul et de fleurs d'oranger accompagneront aussi l'administration de l'éther.

Formule d'une potion éthérée. — Prenez : sirop de gomme, une once; eau de fleur d'oranger, dix grammes; infusion de tilleul ou eau commune, quatre onces; mélangez, ajoutez l'éther et bouchez promptement (par cuillerées): même propriété que le julep.

2° *Moutarde noire (graine de).* — La farine de moutarde noire sert de base aux révulsifs les plus employés, les sinapismes et les pédiluves sinapisés (bains de pieds).

Formule de sinapismes. — Délayer la farine dans l'eau tiède, en quantité suffisante pour obtenir un sinapisme de la grandeur désirée et d'une consistance convenable. — Pédiluve sinapisé : Farine de moutarde, quatre onces, délayée dans l'eau tiède, de manière à faire une bouillie claire; on couvre le vase, et après un quart-d'heure, on ajoute une quantité suffisante d'eau chaude, mais jamais bouillante. Les sinapismes s'appliquent à la plante des pieds, sur le coude-pied, aux mollets et aux cuisses. Ils sont employés toutes les fois qu'il faut rappeler la chaleur et le sang aux extrémités inférieures, et déplacer une irritation fixe sur un organe important, particulièrement toutes les fois qu'il y a à craindre une congestion (coup de sang) vers le cerveau, comme dans les fièvres graves, les attaques de nerfs, les convulsions, etc.

3° *Ammoniaque liquide.* — C'est un médicament précieux et fréquemment employé comme puissant sudorifique et caustique. A l'intérieur, on l'emploie à la dose de quatre à quarante gouttes dans un verre d'eau, contre l'ivresse, le tétanos et les morsures des animaux venimeux ou enragés, les hydropisies; pour prévenir les rapports arides, dans les cas d'éruptions difficiles de la peau, ou celles qui seraient brusquement supprimées, et dans les rhumatismes; à l'extérieur, on le fait respirer dans les syncopes, l'asthme nerveux, avec la précaution de ne pas toucher les ailes du nez du malade, sans quoi on pourrait produire des sphlyctènes. On l'emploie surtout pour cautériser les morsures des animaux venimeux et enragés et la piqûre de certains insectes. On en prépare des liniments, rubéfiants, vésicants, cautérisants, camphrés et opiacés.

Formules. — Liniment ammoniacal, volatil simple : Mêlez soixante-quatre grammes d'huile d'olive avec huit grammes d'ammoniaque liquide (bouchez); pour obtenir un effet plus actif, on augmente la dose d'ammoniaque; on diminue dans le cas contraire. Pour l'obtenir camphré ou laudanisé, on ajoute quatre grammes de camphre ou de laudanum. On emploie ces liminents en frictions, dans les rhumatismes chroniques, les tumeurs froides et les névralgies.

Traitement préservatif de la rage et des morsures des animaux venimeux, de la vipère en particulier. — Ici, il est de la plus haute importance de s'opposer à l'introduction de la substance virulente et vénéneuse dans la masse du sang, et de chercher à la neutraliser dans la plaie avant son absorption. On commence donc par pratiquer une ligature au-dessus de la blessure; on la pressera et on cherchera à en expulser la matière; ensuite on pratiquera la cautérisation avec de l'ammoniaque liquide, au moyen d'un pinceau de charpie ou de toute autre chose; les plaies sinueuses seront largement ouvertes pour faciliter la cautérisation: on doit pratiquer l'incision ou plutôt l'amputation des doigts, le bout d'une oreille, du nez, lorsqu'ils seront considérablement dilacérés. Les plaies qui en résultent seront traitées comme nous l'indiquerons à l'article plaie.

4° *Graine de lin.* — La graine de lin est un des émollients les plus employés, tant à l'intérieur qu'à l'extérieur. 1° A l'intérieur, on emploie la graine de lin en infusion pour tisane, à la dose de dix grammes pour un litre d'eau bouillante; elle est très utile dans les phlegmasies des voies pulmonaire, intestinale et urinaire; 2° à l'extérieur, en décoction, à la dose de dix à quinze grammes pour un litre d'eau, que l'on fait bouillir pendant un quart-d'heure; cette décoction sert à préparer des fomentations et des lotions émollientes pour toute la surface extérieure du corps, des injections que l'on peut pratiquer dans toutes les ouvertures naturelles ou accidentelles du corps, des bains, des lavements, des colyres et des gargarismes (la mauve, la guimauve, le son de froment peuvent la remplacer, mais avec un peu moins d'avantages). Réduite en farine, la graine de lin fait la base des cataplasmes émollients et des topiques diaphorétiques.

Formule. — Délayer la farine dans l'eau froide, en quantité suffisante pour obtenir un cataplasme de la grandeur voulue, de manière à faire une bouillie très-claire, que l'on chauffe en remuant jusqu'à consistance convenable. Pour rendre la décoction de graine de lin calmante ou narcotique, on fait bouillir des feuilles de morelle, de laitue, ou des têtes de pavots, ou bien on ajoute à la décoction quelques gouttes de laudanum. Il en est de même pour l'infusion : on remplacera l'eau par la décoction de feuilles de laitue, de morelle, de belladone, de têtes de pavots, ou bien on l'arrosera de quelques gouttes de laudanum, pour avoir un cataplasme calmant et narcotique. Pour le rendre astringent résolutif, on l'arrosera d'eau blanche; maturatif, on ajoutera au cataplasme trente grammes d'onguent basilium; désinfectant, on le saupoudrera d'un mélange de camphre et de charbon; rubéfiant, on le couvrira de farine de moutarde délayée dans de l'eau tiède.

5° *Opium.* — L'opium est le narcotique par excellence; c'est le type des sédatifs, des débilitants du système nerveux. Sydenham le regardait comme un don du ciel, et Silvius eût renoncé à l'exercice de la médecine si on lui en eût défendu l'usage. Il convient toutes les fois que les malades sont en proie à de vives douleurs, à l'insomnie et à une très-grande irritabilité générale. La douleur est ordinairement soulagée par l'opium, quelle qu'en soit la cause, non que le mal lui-même soit toujours calmé, mais bien parce que le cerveau devient inapte à recevoir la sensation douloureuse; appliqué localement, il engourdit la sensation du nerf de la partie. L'opium est un des meilleurs moyens à opposer aux vomissements et aux diarrhées, ainsi que pour prévenir la fausse couche et l'accouchement prématuré; on l'emploie surtout en lavement dans les deux derniers cas. Cependant l'opium est contre indiqué quand il y a phlétore, inflammation ou congestion cérébrale, et toutes les fois que la saignée est nécessaire.

Nulle préparation d'opium n'agit plus efficacement que le laudanum de Sydenham. Ce médicament est du petit nombre de ceux qui ont survécu à la révolution chimique de la matière médicale; et ce remède restera, parce que rien ne peut le remplacer. C'est aussi la seule préparation que nous recommandons, et dont nous allons donner la formule. Prenez : opium choisi et coupé par morceaux, 16 p.; safran incisé, 8 p.; cannelle et girofle concassés, 1 p.; vin de malaga, 125 p.;

mettez le tout dans une bouteille en verre; faites macérer pendant quinze jours, passez, exprimez fortement et filtrez; puis vous le conserverez pour l'usage.

Le meilleur opium du commerce est celui de Smyrne. Cet opium est en masses déformées, aplaties, recouvertes de semences du rumex; il est d'abord mou et d'un brun clair; il durcit et noircit à l'air; son odeur est forte, sa saveur est âcre et nauséabonde.

Le vin d'opium composé ou le laudanum de Sydenham, s'emploie à la dose de douze à trente gouttes dans une potion calmante et antispasmodique; de douze à quarante dans les lavements; de trente à cinquante dans les collyres; la dose varie pour les fomentations, lotions, cataplasmes et injections.

6° *Sous-acétate de plomb liquide, extrait de Saturne.* — C'est un astringent très-employé, à l'extérieur, comme résolutif et répercussif, dans le traitement des fractures, des contusions, des entorses, des engelures, des brûlures; en injection, cérat, et pour faire avorter les éruptions de la peau, surtout les érysipèles, etc.; on mélange une once de ce liquide avec une bouteille d'eau de fontaine avant de l'employer; on a alors l'eau blanche.

7° *Camphre.* — Le camphre est aussi un médicament très-employé, à l'intérieur, comme sédatif, dans les affections nerveuses et les inflammations des voies urinaires et pulmonaires; et comme antiseptique, à la dose de 2 à 36 grains par jour; en bols, pilules, ou en suspension dans une potion (on le réduit en poudre). A l'extérieur, le camphre a beaucoup d'importance dans les ulcères de mauvaise nature et dans les gangrènes; il sert, à la dose d'une partie sur cinquante, pour faire l'eau-de-vie camphrée dont on connaît l'usage, surtout contre les rhumatismes. Le charbon en poudre, mélangé de camphre, s'emploie comme antiputride.

8° Le sucre et le miel sont indispensables pour édulcorer les tisanes, le vinaigre pour les aciduler; le chlorure de chaux sec délayé dans l'eau est employé pour absterger les appartements infectés par la décomposition des matières animales ou végétales.

PHARMACIE INDIVIDUELLE.

Elle consiste seulement à porter sur soi une once d'éther sulfurique et d'ammoniac, et deux onces de farine de moutarde, pour s'en servir, au besoin, dans les mêmes circonstances et de la même manière que nous avons indiquées pour chacun d'eux, particulièrement dans les défaillances, les coups de sang et les morsures des animaux enragés ou venimeux.

Tous les médicaments que nous avons indiqués sont peu coûteux et d'une facile conservation; seulement, on aura soin de boucher à l'émeri la fiole d'éther et d'ammoniac.

Notre remède spécifique, avons-nous dit, administré dans les circonstances que nous avons indiquées, ne peut jamais nuire. Il est souvent le premier moyen et le seul auquel on puisse avoir recours dans un grand nombre de maladies, telles que les éruptions de la peau, l'érysipèle en particulier, surtout de la face; les phlegmons, les affections cérébrales, les maladies des oreilles, des yeux, du larynx, telles que le croup; les fluxions de poitrine, les rhumes, et toutes les fois que l'on tousse (bronchite), la grippe; les fièvres bilieuses avec embarras gastrique, la fièvre typhoïde, la scarlatine, la rougeole; les affections nerveuses; les hydropisies, les empoisonnements, les rhumatismes, et tant d'autres dont l'énumération serait trop longue. Dans toutes, il est encore le seul qui puisse disposer l'économie à l'action des différents médicaments auxquels on est obligé d'avoir recours, et à résister aux influences des maladies dont il facilite le traitement, diminue l'intensité et la durée, prévient les désordres plus ou moins graves qui peuvent résulter de leur présence. S'il nous paraît quelquefois augmenter l'intensité de la maladie, nous ne devons l'attribuer qu'aux efforts éliminatoires déterminés dans la nature sous l'influence des médicaments dont le spécifique est composé; le calme si parfait qui suit ces efforts, et le bien-être général éprouvé dans tout le corps, en sont les preuves évidentes.

Par lui, toutes les fonctions sont réveillées et mises en mouvement; elles sont tout naturellement mises en défense contre les agents qui pourraient nuire à l'économie, et la nature se suffit à elle seule le plus souvent pour rétablir la santé. Il est facile de comprendre que le repos et le temps nécessaire à la réparation du désordre lui sont indispensables. On doit aussi combattre par les moyens convenables les affections qui persisteraient ou se développeraient après son administration. Par conséquent, les indications consisteront : 1° à relever les forces des malades affaiblis, par un régime fortifiant (le bon vin et le bon bouillon pris en petite quantité et souvent répétés); 2° à diminuer la masse du sang, quand il menacera un organe important d'une grave inflammation ou d'une violente hémorrhagie; 3° dans l'administration des calmants et des antispasmodiques (l'éther ou le laudanum) dans les affections nerveuses; 4° dans des boissons émollientes, délayantes et nitrées (c'est la décoction d'orge miellée ou sucrée qui est la meilleure, mais tous les émollients qui servent à faire la tisane peuvent être employés), tièdes ou froides, suivant l'altération et le goût du malade; dans toutes les inflammations et les affections nerveuses des membres et des parois des cavités splanchniques, dans celles des organes contenus dans les cavités de la tête et de la partie supérieure du cou, dans celles des voies urinaire, glandulaire et circulatoire; elles seront calmantes, narcotiques où antispasmodiques (infusion de tilleul ou de fleurs d'oranger, de coquelicot ou de tout autre calmant ou antispasmodique), toutes les fois que les douleurs se feront sentir d'une manière violente; 5° dans des boissons émollientes, expectorantes ou pectorales; opiacées et toujours chaudes dans les inflammations de poitrine ou des poumons, des plèvres et des bronches (fluxion de poitrine, pleurésie, et toutes les fois que les malades tousseront); ce sont les tisanes de gomme, de fleurs pectorales et de capillaires qui conviennent, ainsi que les potions opiacées; 6° dans des boissons émollientes, rafraîchissantes, tempérantes et astringentes, froides et prises en petite quantité, mais souvent; dans toutes les hémorrhagies, les inflammations des voies digestives, et toutes les fois que les malades sont très-altérés, et que l'on n'a pas à craindre d'augmenter la toux ni les irritations de poitrine; tous les fruits acides, les sirops acides et tous les acides en général, étendus convenablement d'eau et jusqu'à acidité agréable, conviennent en ces cas, à commencer par le vinaigre ordinaire.

On ne doit pas non plus négliger les applications extérieures qui consistent : 1° en topiques astringents appliqués sur le siége du mal dès le début de toutes les inflammations des membres et des parois splanchniques, telles que les éruptions de la peau, l'érysipèle, en un mot, toutes les fois qu'il y aura augmentation de la chaleur, de la rougeur, tuméfaction et douleur dans ces parties; on doit surtout en faire usage dans toutes les hémorrhagies internes et externes, pour lesquelles ils sont les seuls applicables; ils sont aussi salutaires dans les névroses; à ce sujet, on peut se servir d'eau blanche, seule ou sur des cataplasmes; de décoctions de feuilles de ronces, d'écorce de chêne ou de tout autre astringent; 2° en topiques émollients appliqués dans les mêmes cas, quand on ne peut pas obtenir la résolution par les astringents, et quand l'inflammation aura pour siége les viscères des cavités splanchniques (organes contenus dans les cavités du corps); 3° en calmants, narcotiques et antispasmodiques, dans les névralgies, les affections nerveuses, et toutes les fois que l'on voudra diminuer la douleur. (Voyez *graine de lin.)*

Sangsues. — Elles doivent être appliquées toutes les fois que la congestion et la station du sang dans les vaisseaux capillaires se trouvent trop considérables, et que l'inflammation et la douleur, au lieu de diminuer, augmentent.

Lavements. — Ils doivent être émollients dans les constipations provenant d'une irritation intestinale; purgatifs dans les cas contraires, surtout dans les congestions et les maladies du cerveau, (formule : séné, quinze grammes, faites infuser dans de l'eau bouillante quantité suffisante; sulfate de soude, quinze grammes, faites dissoudre); émollientes et opiacées dans les diarrhées.

Injections. — Les injections des oreilles, du vagin et de l'urèthre seront d'abord tièdes et émollientes; opiacées, quand les douleurs sont fortes; froides et astringentes plus tard, s'il existe des écoulements.

Bains. — Les bains font aussi partie des topiques externes. Ils s'emploient frais ou froids dans les affections nerveuses, et chauds dans les maladies inflammatoires; on les fait avec les décoctions émollientes ou calmantes que nous avons citées à l'article *graine de lin*, ou avec d'autres décoctions de même nature, surtout avec la farine de froment.

Sinapismes. — Les sinapismes doivent être appliqués sur les extrémités inférieures dans toutes les congestions cérébrales, dans les inflammations et les hémorrhagies des organes de la tête et du tronc, particulièrement dans les affections graves.

Vésicatoires. — Les vésicatoires doivent être mis en usage aussitôt que la maladie aura diminué d'intensité, quand elle persiste malgré l'emploi des autres moyens, et toutes les fois qu'elle menace de passer à l'état chronique; il suffit d'humecter un peu de levain avec du vinaigre, de l'étendre sur un linge d'une grandeur voulue, et le couvrir de cantharide en poudre délayée dans du vinaigre, pour avoir un vésicatoire. On frotte aussi les parties avec du vinaigre, jusqu'à rubéfaction. Il ne faut pas non plus oublier qu'il faut toujours ouvrir les abcès, aussitôt que le pus est formé en trop grande quantité pour être absorbé par la nature. C'est le seul moyen d'abréger les souffrances et de prévenir les désordres qui pourraient en résulter, si on ne lui donnait pas issue; il ne faut même pas toujours attendre sa formation, surtout dans les panaris et les furoncles, ou clous, où il y a toujours avantage à ouvrir largement et de bonne heure les parties malades; on les traite ensuite comme les plaies. Les topiques et les sangsues s'appliquent toujours sur le siége du mal, dans les maladies des membres et des parois des cavités splanchniques, et sur le point correspondant des organes splanchniques ou internes; les sangsues s'appliquent derrière les oreilles, dans les affections du cerveau; à l'anus, pour rappeler les hémorrhoïdes; à la vulve ou à la partie supérieure des cuisses, pour rappeler les règles, quand elles sont supprimées. Les vésicatoires s'appliquent derrière le cou et aux tempes, dans les maladies de la tête et des yeux; sur les parties qui correspondent aux organes internes, et souvent aux bras, dans les affections de la poitrine; et aux mollets, dans les maladies graves.

A l'aide des médicaments que nous venons de passer en revue, convenablement administrés, on peut traiter toutes les maladies inflammatoires, hémorrhagiques, nerveuses, asthéniques et sécrétoires, qui forment à elles seules les 19/20 des maladies. On les trouve dans toutes les autres, comme complication, et provoquées par elles, et dans lesquelles on est obligé de les combattre par les mêmes moyens que nous avons indiqués, pour échapper à leur influence. Le traitement des autres consiste, pour la plupart, dans des moyens chirurgicaux qui ne doivent pas nous occuper ici. Nous allons seulement traiter :

1° *Plaies.* — Le traitement des plaies consiste à rapprocher les bords autant que possible, si on ne peut les mettre en contact, et à les maintenir dans cette position jusqu'à guérison. Une plaie simple n'a besoin que des soins de propreté (lotions émollientes, vin rouge sucré); tous les autres médicaments leur sont inutiles et souvent nuisibles. On doit seulement combattre les complications, telles que l'inflammation et la douleur, quand elles sont trop violentes.

2° *Brûlures.* — Le traitement des brûlures doit être d'abord astringent, ensuite émollient. L'énumération des médicaments employés contre les brûlures serait trop longue ; toutes les commères ont leurs secrets, et les charlatans leurs onguents.

3° *Vers intestinaux.* — Une infusion de semen-contra ou de mousse de Corse, ou une décoction de racines de fougère-mâle (celle-ci ne se trouve que dans les endroits humides), en boissons ou en lavements, suffit pour tuer les vers.

4° *Fièvres intermittentes.* — Le meilleur moyen pour les combattre, c'est le sulfate de quinine, à la dose de dix-huit grains, pris en trois fois et entre deux accès; le dernier paquet doit se prendre au moins trois ou quatre heures avant l'accès qui doit suivre. En le faisant dissoudre, au moyen de deux ou trois gouttes d'acide sulfurique, on peut le prendre dans une potion ou en lavement, ou mélangé avec huit grammes de graisse, pour s'en servir en friction sous les aisselles. Par ces moyens, on peut guérir, sans aucun inconvénient, toutes les espèces de fièvres, chez tout individu, même chez les enfants les plus tendres. Il existe un préjugé fatal qui consiste à laisser les fièvres, sans traitement, faire leur ravage dans l'économie, dans la crainte qu'il n'en résulte quelque affection grave. Les fièvres d'une trop longue durée peuvent, au contraire, en occasionner de très-graves. Toutes les fièvres graves doivent être traitées avant le deuxième accès, et les autres avant le cinquième ou le sixième accès.

Formules. — *Cérat.* Mélange d'huile d'amandes douces, une partie; cire jaune ou blanche, trois parties; ajoutez du laudanum (cérat calmant); de l'extrait de Saturne (cérat astringent).

Collutoires. 1° Emollient. Prenez : Miel, deux parties; décoction émolliente, une partie. — 2° Astringent. Ajoutez : six grains d'alun, ou faites une décoction astringente.

Collyres. 1° Emollient. Prenez : Décoction émolliente, deux onces. — 2° Calmant. Ajoutez : vingt gouttes de laudanum. — 3° Astringent. Ajoutez : douze grains d'alun.

Gargarisme. 1° Emollient. Prenez : Décoction émolliente, six onces. — 2° Calmant. Ajoutez : la décoction de deux têtes de pavot, ou du laudanum. — 3° Astringent. Ajoutez : Quatre grammes d'alun, ou faites une décoction astringente. — *Autre gargarisme.* 1° Emollient. Prenez : Miel, une once; eau, six onces. — 2° Astringent. Ajoutez du vinaigre.

Potions. Prenez : Sirop de gomme, deux onces; eau de fleurs d'oranger, quatre grammes; infusion de tilleul, ou eau commune, quatre onces; mélangez; on peut ajouter de l'éther, du laudanum, du camphre, etc. (Potions calmantes, éthérées, laudanisées, camphrées.)

(Voir les autres parties, pour ce qui concerne chacune d'elles.)

Vannes — Impr. de Gust. de Lamarzelle.

www.ingramcontent.com/pod-product-compliance
Ingram Content Group UK Ltd.
Pitfield, Milton Keynes, MK11 3LW, UK
UKHW020232200726
13856UKWH00004B/1715

9 782011 793362